TITRES

ET

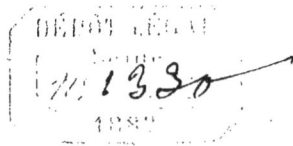

TRAVAUX SCIENTIFIQUES

DE M. J. OGIER

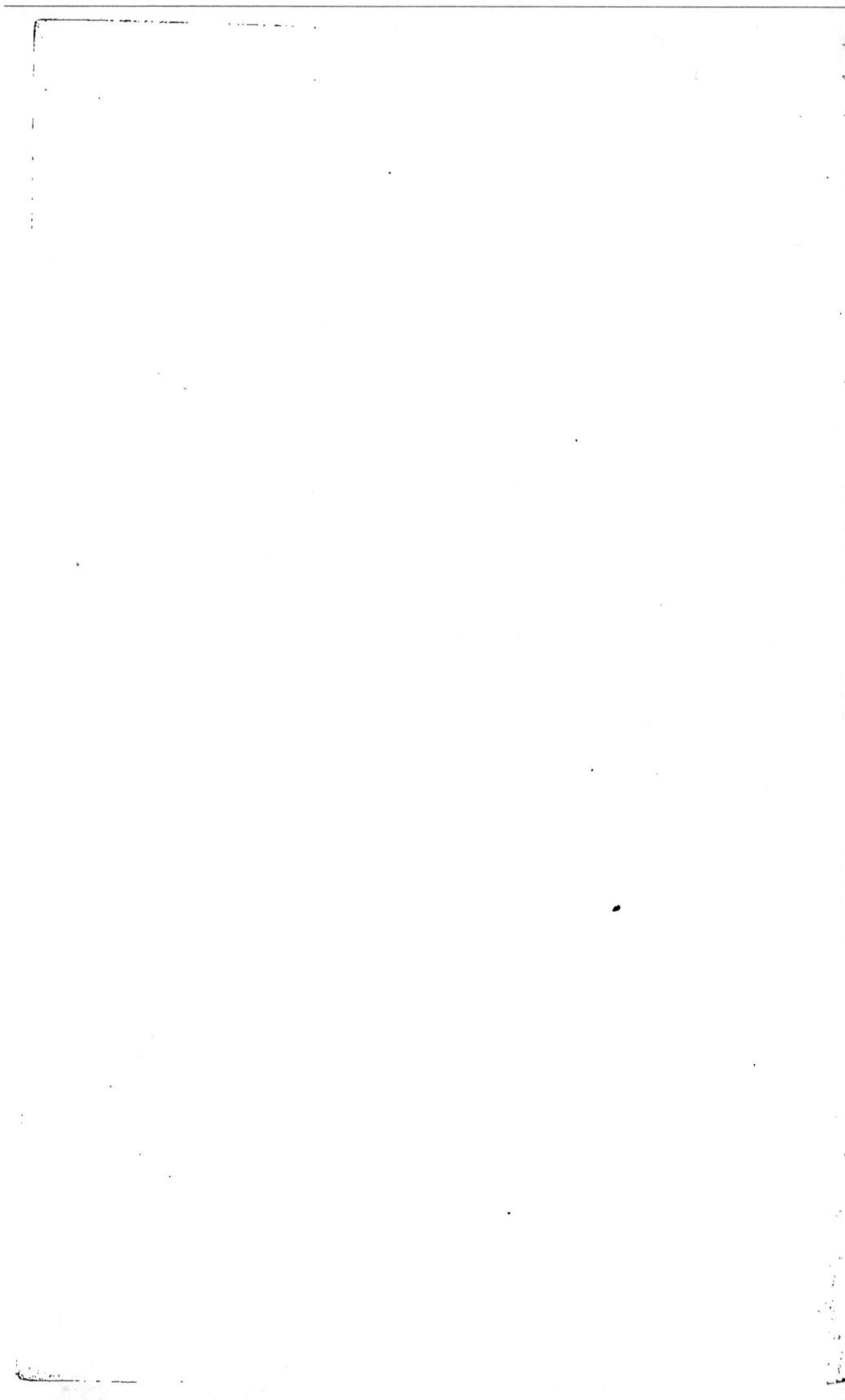

TITRES

ET

TRAVAUX SCIENTIFIQUES

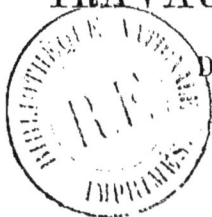

DE M. J. OGIER

———

TITRES

Bachelier ès lettres,
Bachelier ès sciences,
Licencié ès sciences physiques,
Docteur ès sciences physiques,
Préparateur de chimie au Collège de France,
Officier d'académie,
Membre du conseil de la Société chimique.

———

LEÇONS

PROFESSÉES AU COLLÈGE DE FRANCE

par autorisation du Ministre de l'Instruction publique, en 1881.

Sur les actions chimiques de l'effluve électrique.

TRAVAUX SCIENTIFIQUES

Thèse pour obtenir le grade de docteur ès sciences (Gauthier-Villars, 1880): *Sur les combinaisons de l'hydrogène avec le phosphore, l'arsenic et le silicium.*

J'ai réuni dans ce travail divers mémoires relatifs aux chaleurs de formation de l'hydrogène phosphoré, de l'hydrogène arsénié, de l'hydrogène silicié, des combinaisons de l'hydrogène phosphoré avec les hydracides, de l'éther silicique, etc. A côté de ces déterminations thermiques sont traitées différentes questions de chimie pure, telles que la liquéfaction de l'hydrogène silicié, la décomposition de ce gaz par la chaleur, sa transformation en un hydrure solide sous l'influence de l'effluve électrique, la découverte du chlorhydrate d'hydrogène phosphoré, etc.

Communications diverses insérées au *Bulletin de la Société chimique*, au *Bulletin de la Société de physique*, aux *Annales de Chimie et de Physique*.

Communications insérées aux Comptes rendus de l'Académie des sciences.

I. — *Sur un nouveau sulfate de potasse.*
(Comptes rendus de l'Académie des sciences, tome LXXXII, page 1055.)

Ce nouveau sulfate de potasse diffère du sel or-
dinairement connu par sa forme cristalline et par
la présence d'un demi-équivalent d'eau. Il a été découvert accidentellement pendant la préparation
du benzinosulfate de potasse ; on l'a reproduit en
faisant cristalliser le sulfate ordinaire en présence
d'un excès de benzinosulfate. Des modifications
analogues se produisent avec le sulfate de cuivre,
qui peut être obtenu en lamelles contenant une
grande quantité d'eau. Il résulte de ces observations
que la présence d'une trace de matière organique
peut suffire pour déterminer des changements pro-
fonds dans la forme cristalline et la constitution
de certains sels.

II. — *Formation de l'acide iodeux par l'action
de l'ozone sur l'iode.*
(Comptes rendus, tome LXXXV, page 957.)

On obtient par l'action de l'ozone sur l'iode un
corps présentant la formule de l'acide iodeux; IO^3.

C'est une poussière jaune très avide d'eau, se transformant à l'air humide, selon la réaction :

$$5IO^3 = 3IO^5 + I^2$$

La chaleur décompose facilement l'acide iodeux en iode et oxygène.

III. — *Action de l'ozone sur l'iode.*
(Comptes rendus, tome LXXXVI, page 722.)

En modifiant convenablement le mode d'action de l'effluve électrique sur un mélange d'oxygène et de vapeur d'iode, on peut obtenir les diverses combinaisons oxygénées de ce métalloïde ; notamment l'acide iodeux décrit ci-dessus, l'acide hypoïodique l'acide iodique, et surtout l'acide periodique, qui, dans les tubes à effluve, se forme de préférence dans l'espace annulaire où se produit l'action principale de l'électricité.

IV. — *Formation de l'acide thermique, de l'hydrogène phosphoré et de l'hydrogène arsénié.*
(Comptes rendus, tome LXXXVII, page 210.)

J'ai employé, pour mesurer la chaleur de formation de l'hydrogène phosphoré gazeux, de l'hydrogène phosphoré solide et de l'hydrogène arsénié, la réaction de ces corps sur le brôme en présence de l'eau. Les chiffres obtenus montrent que l'hydrogène phosphoré est formé avec un dégagement de chaleur moindre que le gaz ammoniac ; l'hydrogène arsénié est au contraire formé avec une absorption considérable : ce qui explique les stabilités relatives des trois hydrures AzH^3, PH^3, $As H^3$. Ces expériences conduisent en outre à diverses comparaisons entre les hydrures et les composés chlorés ou oxygénés correspondants.

V. — *Liquéfaction de l'hydrogène silicié.*
(Comptes rendus, tome LXXXVII, page 236.)

A la température ordinaire, l'hydrogène silicié pur ne se liquéfie pas sous des pressions de 200 et 300 atmosphères. Au contraire, à —5°, il prend l'état liquide sous une pression de 70 atmosphères environ. Ce gaz présente donc un point critique très net au voisinage de zéro.

VI. — *Sur la formation thermique de l'hydrogène silicié.*
(Comptes rendus, tome LXXXVIII, page 911.)

Cette chaleur de formation a été mesurée par la combustion de ce corps dans l'oxygène, au sein d'une petite chambre à combustion en verre, analogue à celles qu'emploie M. Berthelot, et munie de quelques dispositions spéciales nécessitées par la nature du gaz et des produits de son oxydation.

Le gaz silicié est formé avec dégagement de chaleur, ($+ 24^{c}8$), ce qui le rapproche du gaz des marais, avec lequel il présente tant d'analogies diverses.

VII. — *Recherches thermiques sur l'éther silicique.*
(Comptes rendus, tome LXXXVIII, page 970.)

La chaleur de formation de ce corps a été déterminée par analyse et par synthèse (décomposition par l'eau, et réaction de l'acool absolu sur le chlorure de silicium). Cette donnée thermique présentait quelque intérêt, l'éther silicique dérivant de quatre équivalents d'alcool : J'ai montré qu'il est formé, à partir de l'alcool et de l'acide, avec une absorption de chaleur considérable; cette absorption, rapportée à un seul équivalent d'alcool, devient du même ordre de grandeur que les nombres trouvés par M. Berthelot pour les éthers à une seule molécule alcoolique.

VIII. — *Sur les combinaisons de l'hydrogène silicié avec les hydracides, et sur leurs chaleurs de formation.*
(Comptes rendus, tome LXXXIX, page 705.)

J'ai préparé le chlorhydrate d'hydrogène phosphoré en soumettant à une forte pression, dans l'appareil Cailletet, un mélange de gaz chlorhydrique et d'hydrogène phosphoré. On obtient ainsi tantôt des cristaux brillants, si la compression a été lente, tantôt un liquide, si la masse gazeuse s'est échauffée, tantôt des flocons neigeux si l'on soumet à une détente brusque le gaz comprimé. La même combinaison s'obtient sous la pression ordinaire, à une température très basse. Ces expériences mettent en relief l'influence de la pression sur la formation d'un corps dont la tension de dissociation est considérable à la température ordinaire.

Ce mémoire renferme en outre les mesures des chaleurs de formations de l'iodhydrate et du bromhydrate d'hydrogène phosphoré : ces déterminations sont suivies de comparaisons au point de vue thermique entre les sels ammoniacaux et les combinaisons phosphorées, et de considérations sur le rôle de l'iodhydrate d'hydrogène phosphoré comme agent réducteur.

IX. — *Sur un nouvel hydrure de silicium.*
(Comptes rendus, tome LXXXIX, page 1068.)

L'hydrogène silicié sous l'influence de l'effluve électrique se détruit en fournissant de l'hydrogène et un hydrure condensé qui répond à la formule Si^2H^3. C'est un corps solide, amorphe, insoluble, brûlant dans le chlore, et s'enflammant à l'air par le choc.

Un mélange d'hydrogène silicié et d'azote, soumis à l'effluve, donne, outre l'hydrure précédent, du

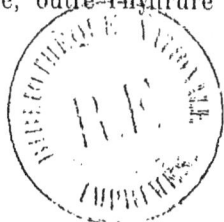

gaz ammoniac: le composé solide fixe lui-même un peu d'azote.

La chaleur seule détruit l'hydrogène silicié à 400° sans fournir d'hydrures intermédiaires, contrairement à ce qui arrive avec les carbures d'hydrogène.

L'hydrure d'arsenic gazeux se transforme également par l'effluve en un composé solide correspondant à l'hydrure solide de phosphore.

X. — *Recherches sur l'isomérie : la benzine et le dipropargyle.* (En commun avec M. Berthelot.)

(Comptes rendus, tome XCI, page 781.)

La chaleur de combustion de la benzine comparée à celle du dipropargyle, carbure isomère découvert par M. Henry, montre que ce dernier corps est formé avec une absorption de chaleur beaucoup plus considérable que la benzine : la transformation du dipropargyle en benzine dégagerait + 70°6. Ces expériences mettent en évidence ce fait, qu'il y a dégagement de chaleur, c'est-à-dire perte d'énergie, quand un corps doué d'une certaine capacité de saturation se transforme en un corps isomère de même condensation, mais dont l'aptitude à s'unir par addition à d'autres corps est moindre ; ce qui est le cas du dipropargyle vis à-vis de la benzine.

Ces combustions par l'oxygène ont été effectuées dans la bombe calorimétrique de platine.

XI. – *Sur les bromures et iodures de phosphore.*
(Comptes rendus, tome XCII, page 83.)

Ces expériences complètent les notions thermiques relatives aux composés chlorés, bromés, et
iodés du phosphore. J'ai mesuré les chaleurs de
formation du triiodure, du pentabromure, et de l'oxybromure de phosphore. La formation du triiodure
a lieu avec un très faible dégagement de chaleur à
partir du biiodure. L'addition de nouveaux équivalents d'iode ne dégage plus aucune chaleur sensible;
ce qui ne permet pas de vérifier l'existence controversée du composé PI^5. Au contraire, le passage du
tribromure et du trichlorure aux pentabromure et
pentachlorure a lieu avec un dégagement de chaleur considérable.

XII. — *Recherches sur les éthers formiques.*
(En commun avec M. Berthelot.)
(Comptes rendus, tome XCII, page 669.)

Chaleurs de combustion des éthers méthyl et
éthylformique : Ces éthers, comme les éthers acétique et oxalique, sont formés avec absorption de
chaleur, à partir de l'alcool et de l'acide générateur.

XIII. — *Sur la chaleur de formation du diallyle, de l'aldéhyde et des corps chlorés.* (En commun avec M. Berthelot).

(Comptes rendus, tome XCII, page 769.)

Ce mémoire contient les données thermiques relatives au diallyle, au chlorure de méthylène, au chlorure d'éthylidène, à l'aldéhyde, au méthylal diméthylique. Les chaleurs de formation sont déduites des chaleurs de combustion mesurées dans la bombe calorimétrique.

XIV. — *Sur les chlorures, bromures et iodures de soufre.*

(Comptes rendus, tome XCII, page 922.)

Le chlorure de soufre liquide est formé avec dégagement de $+ 8^c 8$; le bromure, $+ 5^c 0$, l'iodure solide $+ 5^c 4$. La faible quantité de chaleur dégagée par l'addition de nouvelles doses de chlore à $S^2 Cl$ tendent à démontrer que le chlorure $S^2 Cl^2$ ne peut exister à la température ordinaire sinon dans un état de dissociation presque complet : même observation pour le bromure.

XV. — *Recherches thermiques sur les oxychlorures de soufre.*

(Comptes rendus, tome XCIV, page 82.)

La formation du chlorure de thionyle a lieu avec
dégagement de $+40°8$ à l'état gazeux; celle du
chlorure de sulfuryle dégage $+82°5$, et celle du
chlorure de pyrosulfuryle $+73°1$. Ces nombres
expliquent la formation directe de $S^2O^4Cl^2$, à partir
de S^2O^4 et Cl^2, et la réaction de l'acide sulfureux
sur le pentachlorure de phosphore avec formation
de chlorure de thionyle, réaction qui ne peut au
contraire, d'après les données thermiques, se prêter
à la préparation du bromure de thionyle.

XVI. — *Sur la densité de vapeur du chlorure de pyrosulfuryle.*

(Comptes rendus, tome XCIV, page 217.)

La densité de vapeur du chlorure de pyrosulfuryle,
mesurée par la méthode de M. V. Meyer et par celle
de M. Dumas, conduit à la formule S^2O^5Cl, et non
à la formule doublée $S^2O^5Cl^2$, qu'exige le poids
atomique 16 de l'oxygène. J'ai montré par des expériences directes qu'aucun phénomène de dissociation ne semble pouvoir être invoqué pour expliquer
la densité observée: il résulte de ces vérifications
que la formule doublée $S^2O^5Cl^2$ ne saurait être

admise, si l'on n'admet pas en même temps que la molécule peut occuper 8 volumes de vapeur.

XVII. — *Sur un nouvel oxychlorure de soufre.*

(Comptes rendus, tome XCIV, p. 446.)

En chauffant vers 250° un mélange à molécules égales de chlorure de soufre et de chlorure de sulfuryle, j'ai obtenu un nouvel oxychlorure de soufre, répondant à la formule S^2OCl^2. La réaction qui lui donne naissance est la suivante :

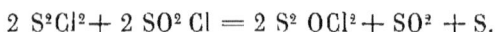

$$2\ S^2Cl^2 + 2\ SO^2Cl = 2\ S^2OCl^2 + SO^2 + S.$$

C'est un liquide d'un rouge foncé, bouillant à 60°, très facilement altérable par la chaleur, qui le transforme en chlore, chlorure de soufre, et acide sulfureux. Il exerce sur l'alcool une action très vive, dont le produit principal est l'éther sulfureux neutre.

L'eau le décompose en précipitant du soufre et en donnant naissance aux acides chlorhydrique, sulfureux, sulfurique et hyposulfurique.

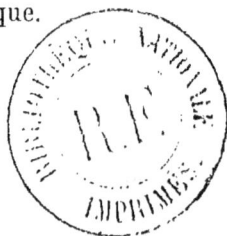

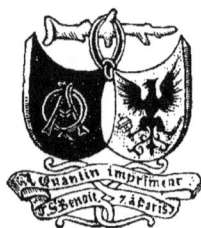

A. Quantin imprimeur
(S. Benoît, 7 à Paris)

www.ingramcontent.com/pod-product-compliance
Lightning Source LLC
Chambersburg PA
CBHW050425210326
41520CB00020B/6756